Te $\overset{23}{322}$

MALADIE

SYPHILITIQUE

CONSTITUTIONNELLE.

GUÉRISON RADICALE PAR UN MODE DE TRAITEMENT PARTICULIER

A

J. GRÉGOIRE,

Ex-Professeur de médecine-vétérinaire, Officier de santé.

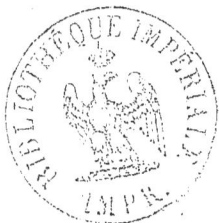

J'ai la conviction intime que dans un temps
donné mon traitement sera le seul employé
dans le monde entier.

TOULOUSE,
IMPRIMERIE DE CHAUVIN ET FEILLÈS,
RUE MIREPOIX, 3.

1854.

MALADIE

SYPHILITIQUE CONSTITUTIONNELLE.

————

INTRODUCTION.

L'objet de cette brochure est uniquement de faire connaître
les résultats curatifs obtenus, dans la maladie vénérienne, par
un mode de traitement qui m'est particulier.

Je ne veux donc pas faire une dissertation sur cette maladie ; encore moins discuter les questions encore controversées
qui s'y rattachent.

La base de mon traitement repose sur des idées théoriques
d'un ordre plus élevé que celles que l'on discute ; et mes
moyens sont tout-à-fait étrangers à ces composés métalliques
que des essais empiriques amènent tour-à-tour à être consi-
dérés comme des spécifiques de la maladie vénérienne.

Je prendrai la science au point où elle est arrivée aujour-
d'hui et telle qu'elle est exposée dans le *Traité pratique des
Maladies vénériennes* , par Ph. Ricord ; je dirai quelques
mots de la forme que revêt la maladie aux diverses périodes
de sa marche.

Des suites qu'elle peut avoir tant pour les malades que pour
les personnes auxquelles ils peuvent la transmettre.

Je comparerai les résultats obtenus par le célèbre chirurgien
de l'hôpital du Midi à ceux que j'obtiens par mon traitement.

Je dirai les épreuves auxquelles j'offre de me soumettre pour
constater la valeur de mon traitement.

Enfin, je ferai connaître les conditions auxquelles je rece-
vrai les malades chez moi.

MALADIE VÉNÉRIENNE.

Symptômes primitifs.

Les symptômes caractéristiques de la syphilis sont divisés en primitifs, secondaires et tertiaires.

Tous les symptômes primitifs vénériens sont-ils syphilitiques ? Des médecins croient que la blennorrhagie, la balanite, les ulcères superficiels, ont ce caractère.

Les expériences de Ricord, et celles d'autres auteurs cités par lui, semblent établir que le chancre seul est dû à l'action du virus syphilitique.

Le chancre est le symptôme primitif caractéristique de la maladie syphilitique ; seul, il produit l'infection générale et donne lieu aux accidents de la maladie constitutionnelle, secondaires et tertiaires. (Ricord.)

La blennorrhagie simple ne donne pas lieu à ces accidents ; et lorsqu'elle en est suivie, c'est qu'elle coïncidait avec un chancre dans l'urètre (chancre lavé). (R.)

Accidents secondaires.

Un grand nombre de médecins croient que la contagion syphilitique peut s'introduire dans l'économie et y produire tous les désordres de l'infection profonde, sans que la partie par où l'absorption s'est opérée ait été le siége d'accidents primitifs, tels que blennorrhagie, chancres ou érosions quelconques. (Lagneau.)

D'après Ricord, au contraire, lorsqu'on observe des accidents secondaires, caractéristiques, on peut toujours remonter à un chancre qui en est l'origine.

Le chancre ne serait pas suivi de syphilis constitutionnelle, s'il était guéri le cinquième jour après le contact contagieux. (R.)

Mais il faut bien distinguer le début réel du début fictif du chancre, c'est-à-dire ne pas faire partir celui-ci du jour où le malade s'en est aperçu, mais bien du jour où il l'a contracté. (R.)

Lorsque les conditions de tempérament nécessaires au développement des symptômes secondaires (conditions du reste peu connues) existent, ces symptômes se développent, quels que soient d'ailleurs les moyens qu'on ait employés pour guérir le chancre. (R.)

Un seul chancre peut faire développer les mêmes accidents secondaires que feraient développer cinq ou six chancres contractés en même temps. (R.)

Les accidents secondaires se montrent quelquefois avant la disparution des symptômes primitifs, soit qu'ils coïncident avec eux, soit qu'ils consistent en une véritable transformation ; plus ordinairement ils ne se montrent qu'après un temps plus long, des mois, des années. (A. Tardieu.)

Pendant tout le temps qui s'écoule depuis l'instant où l'infection générale a eu lieu jusqu'à celui où les symptômes secondaires se montrent, la santé générale du sujet est loin d'être parfaite; et un écart de régime, un exercice forcé, un changement de climat, suffisent à déterminer le développement des symptômes.

Les accidents secondaires de la maladie constitutionnelle ne sont pas contagieux ; ils se transmettent par l'hérédité. (R.)

Il paraît démontré que la transmission provient plus souvent du père que de la mère, et qu'elle peut avoir lieu sans que la mère ait été atteinte ; qu'il n'est pas nécessaire non plus que les parents soient actuellement affectés d'accidents syphilitiques, et qu'il suffit que des symptômes primitifs aient existé et aient été suivis d'infection, qu'il y ait par conséquent imminence de syphilis constitutionnelle, pour que la transmission s'opère. (T.)

Les accidents secondaires ont leur siége à la peau et sur les membranes muqueuses. A la peau, ils produisent des éruptions de diverses formes, ayant quelquefois un aspect hideux ; des ulcères souvent très-nombreux ; enfin quelquefois la chute des poils et des ongles.

Siégeant aux muqueuses sous la forme d'ulcérations, ils produisent des désordres plus graves encore. Ainsi, au nez, on les voit, après avoir détruit la muqueuse, attaquer les os qui en forment la base et déterminer son affaissement.

A la bouche, ils attaquent les amygdales, le voile du palais, l'arrière-bouche et jusqu'au larynx, et peuvent même amener la mort, soit par des caries profondes, soit par la phthisie laryngée.

Dans cette période, la constitution tout entière est sous l'influence de la maladie, le sang est altéré, et l'on a remarqué une diminution notable dans la proportion des globules. (T.)

L'empoisonnement par le virus vénérien peut déterminer, dans l'économie, des troubles, des lésions, le développement de symptômes morbides analogues à ceux qu'une autre cause non spécifique aurait pu également produire. (R.)

Sous l'influence de l'infection syphilitique, un grand nombre de maladies très-graves, cancer, scrofules, scorbut, phthisie pulmonaire, peuvent se développer chez les sujets qui y étaient disposés. (R.)

Lorsque le médecin a à traiter une maladie à caractères mal définis, qui ne cède point aux moyens ordinaires, il doit toujours chercher à découvrir des traces de l'infection syphilitique. (R.)

Accidents tertiaires.

Les accidents tertiaires, non contagieux, ne se transmettent par l'hérédité qu'en déterminant dans l'organisme et le tempérament des enfants des altérations sans caractère spécifique, et qu'on peut le plus ordinairement rapporter aux scrofules. (R.)

Cette proposition n'est pas admise par tous les médecins. J'ai vu moi-même les accidents syphilitiques se développer chez des enfants en bas-âge, dont les parents, infectés depuis fort longtemps, avaient été affectés de symptômes tertiaires ; j'ai même eu à traiter un cas semblable. (Voyez ma quatrième observation, page 27.)

Le sarcocèle syphilitique forme un symptôme de transition entre les accidents secondaires et les tertiaires ; si la résolution reste longtemps à se produire, le testicule subit en général une atrophie complète, ou une dégénérescence cartilagineuse, fibreuse ou même osseuse. (T.)

Le système osseux est le siége des principaux accidents tertiaires. Ainsi, on voit souvent des douleurs ostéocopes, des périostoses, des exostoses qui déterminent des lésions très-graves, telles que des ankiloses, des caries qui peuvent amener la mort.

Le tissu cellulaire sous-cutané et sous-muqueux est le siége de tubercules profonds (nodus syphilitiques) qui se terminent souvent par d'affreux ulcères.

Il n'est pas probable qu'il y ait des tissus qui aient l'heureux privilége d'échapper aux ravages de la syphilis. (R.)

A cette dernière période de la maladie, une cachexie profonde mine la constitution. Les victimes de ce mal affreux, épuisées par plusieurs lésions graves, souvent aphones, affaiblies par une diarrhée que rien n'arrête, couvertes de cicatrices, de plaies suppurantes, trop souvent mutilées, ayant perdu l'usage de l'odorat, de l'ouïe, quelquefois incapables de se servir de leurs membres, présentent un aspect caractéristique ; leur peau sèche, flétrie, terreuse, offre une teinte jaune pâle ; leur corps exhale une odeur infecte toute particulière. (Cazenave.)

Si nous ajoutons à ce tableau que, transmise par l'hérédité, elle produit chez les enfants des effets bien plus funestes encore ; que, soit qu'elle les fasse périr dans le sein de leur mère, avant même qu'ils aient vu le jour, soit qu'elle les atteigne dans les premiers mois de la vie, elle offre chez eux une gravité beaucoup plus grande que chez l'adulte; qu'elle altère ainsi la constitution de générations tout entières (T.), nous comprendrons la vérité de cette proposition.

La syphilis est une des maladies les plus graves qui puissent affliger l'espèce humaine. (R.)

Cette maladie est en effet très-grave, grave pour l'individu par les lésions qu'elle produit, lésions qui peuvent amener sa mort, plus grave encore par l'altération de la constitution, altération telle qu'une foule de maladies peuvent être amenées par elle; mais surtout la syphilis est grave par les suites de sa transmission héréditaire. Je ne connais pas de position plus terrible que celle de parents qui ont sans cesse sous les yeux des enfants malingres atteints d'une foule de maladies, et qui sont forcés de se reconnaître eux-mêmes cause de cet état. Ces enfants, si la maladie ne les tue pas, sauront un jour à qui ils doivent attribuer le mauvais état de leur santé, et ils maudiront les auteurs de leurs jours.

J'ai vu, dans certaines contrées de la Haute-Nubie, des populations entières dont la constitution était altérée par cette maladie. Les enfants mouraient dans une proportion énorme, et ceux qui survivaient portaient presque tous des traces de l'infection. Dans ces pays, cette transmission est tellement fréquente, qu'on y croit généralement, que, en dehors de toute infection héréditaire, une foule d'autres causes, une grande frayeur, un refroidissement, etc., peuvent déterminer le développement des symptômes syphilitiques.

Prophylaxie.

La crainte des suites terribles d'une infection empêchera-t-elle de s'y exposer? Non, répond Ricord; et il cite à l'appui une anecdocte (page 542). Que reste-t-il à faire? Il conseille des soins de propreté et des modifications dans la police médicale des lieux qui sont pour l'ordinaire les foyers de l'infection, dans le but de diminuer la propagation de la maladie.

Quand l'infection générale a eu lieu, le médecin doit veiller à ce que l'harmonie qui doit exister entre les diverses fonctions ne soit pas troublée; car toute cause qui trouble cette harmonie, un écart de régime, un exercice violent, un changement de climat, etc., peut faire développer les accidents de l'infection. (R.)

Mais ces précautions empêchent-elles les altérations dans la constitution des individus? altérations qui font qu'ils sont valétudinaires et ne retrouvent pas leur ancienne santé. Combien de gens restent souffrants à la suite d'une syphilis mal guérie!

Empêcheront-elles surtout, ces précautions, que les vices héréditaires de l'infection ne se transmettent aux enfants? Evidemment non. Dès que l'infection existe, elle se transmettra ou pourra se transmettre.

Les moyens prophylactiques sont donc impuissants, et il ne reste que la ressource d'un traitement qui, en faisant disparaître toutes les traces de la maladie, rende à l'individu sa première santé et garantisse ses enfants de l'infection héréditaire.

En fait de prophylaxie, il faut mettre en première ligne tous les moyens de traitement qui, en éteignant les foyers du mal, empêchent sa propagation. (R.)

Examinons le traitement suivi, et voyons s'il atteint ce but.

TRAITEMENT EMPLOYÉ.

Symptômes primitifs.

La diversité, l'opposition même qui existe dans les idées théoriques se retrouve dans les méthodes de traitement.

Ainsi, tandis que des médecins considèrent le mercure comme le spécifique de la maladie vénérienne, d'autres attribuent à cet agent, employé au traitement des accidents primitifs, le développement des accidents secondaires, qui surviennent le plus souvent.

Tandis que des médecins regardent comme le signe caractéristique du chancre syphilitique l'amélioration qui suit l'emploi du mercure, d'autres pensent que, si les corps gras sont le plus ordinairement nuisibles dans le traitement du chancre, on peut dire que les pommades mercurielles, sauf les cas où il y a induration, le sont encore davantage. (R.)

Lorsqu'il n'y a pas d'induration, les mercuriaux produisent de fàcheux résultats; je puis assurer, qu'à part un petit nombre d'exceptions, l'usage banal des pansements mercuriels et celui des préparations mercurielles à l'intérieur, sont on ne peut plus nuisibles dans le chancre phagédénique pultacé ou diphtérique; il n'est pas rare même de voir de ces ulcérations, sur le point de passer à la période de réparation, éprouver, sous l'influence du mercure, de fàcheuses recrudescences, et des chancres, primitivement limités et réguliers, devenir phagédéniques par le seul fait du traitement mercuriel. (R.)

D'après Ricord, le point essentiel du traitement du chancre primitif est de le faire disparaître le plus tôt possible.

« Le chancre, au début, quelle que soit la forme qu'il affecte, réclame impérieusement la méthode abortive (R.). » L'excision, la cautérisation par le nitrate d'argent, la potasse caustique, la pâte de Vienne, etc., sont employées suivant les cas. Dupuytren pensait au contraire (et beaucoup de médecins sont encore aujourd'hui de son avis) qu'en agissant ainsi on favorise le développement des accidents généraux par la répercussion ou le refoulement du virus dans l'économie.

Lorsqu'il y a induration, le traitement local est toujours long, souvent impuissant, et il faut avoir recours aux mercuriaux. (R.)

Accidents secondaires.

Lorsque l'infection générale a eu lieu, c'est le mercure qui est employé, par le plus grand nombre de médecins, contre les accidents qui se montrent. « C'est aux mercuriaux qu'il faut avoir recours dans la vérole confirmée type. Ce médicament puissant est sans action sur certains individus; chez d'autres il est nuisible, et chez quelques-uns il guérit. Dans tous les cas, il ne faut pas lui demander plus qu'il ne peut produire, la guérison des symptômes actuellement existants, et sans le rendre, dans tous les cas, garant de ceux qui pourraient revenir plus tard. (R.) »

Le traitement antiphlogistique, que les médecins physiologistes emploient comme méthode absolue et curative dans tous les cas, peut modifier heureusement les complications, mais il ne guérit pas les véritables accidents d'empoisonnement (R.).

Le régime, dont on a fait en quelque sorte un traitement spécial sous le nom de *cura famis*, peut, dans les cas d'accidents vénériens, accompagnés d'excitation ou d'inflammation, faire disparaître une foule d'accidents indépendants du virus syphilitique; mais la privation des aliments en tout ou en partie, relativement aux habitudes des malades, appliquée sans distinction de cas comme méthode générale, est, en dépit des autorités puissantes qui peuvent la vanter, un des plus mauvais moyens à employer. (R.)

Les sudorifiques, dans les accidents généraux bien caractéristiques, la salsepareille ou ses succédanés, sont loin de jouir de toute la puissance qu'on a bien voulu leur attribuer; ils sont seulement utiles comme adjuvants du traitement mercuriel, et produisent, dans quelques cas, de fort bons effets.

Le traitement par l'or, malgré la recommandation de son habile auteur et des savants qui l'ont imité, est inutile dans les

accidents primitifs, et de tous le plus incertain dans les accidents généraux consécutifs. Ce traitement n'est pour moi une
méthode à employer que quand il ne me reste plus rien à
faire. (R.)

Les préparations d'argent, administrées d'après les indications de M. le professeur Serre, de Montpellier, m'ont paru
encore plus incertaines. (R.)

Accidents tertiaires.

Parvenue à ce degré, la maladie a subi une transformation
telle, que ses accidents ne sont plus guérissables par les anti-
syphilitiques. (R.)

Le mercure perd ses propriétés curatives dans les accidents
tertiaires. (R.)

Cependant, c'est à cet agent qu'on a recours dans le plus
grand nombre de cas, faute de mieux.

Ainsi, dans les tubercules profonds de la peau et des muqueuses (Lupus syphilitiques), « quand on a satisfait à toutes
les indications que peuvent présenter les scrofules, les dartres
ou autres affections concomittantes, *il faut recourir au traitement mercuriel*. (R.)

L'arrivée des douleurs ostéocopes, quand d'autres accidents
caractéristiques de la vérole confirmée existent, *ne doit pas
faire suspendre le traitement mercuriel*. Au contraire, ce traitement bien administré ne tarde pas à calmer ces douleurs,
loin de les produire comme on l'a avancé, mais il est important de ne pas confondre ce symptôme avec des douleurs rhu-
matismales ou avec des gonflements articulaires, *que l'abus
ou la mauvaise administration du mercure peut produire*.
Cependant, il n'est pas rare de les voir résister à tous les
traitements les plus méthodiques, et constituer un symptôme
des plus fâcheux, en privant les malades de sommeil, et en
jetant ainsi le trouble dans toutes les fonctions. C'est dans ces
cas, vraiment désespérés et à plus forte raison dans ceux qui
sont moins intenses, qu'on est étonné des résultats que donne
l'emploi des vésicatoires ; cependant il est des circonstances
malheureuses où la douleur, persistant en dépit de tout, exige
un traitement local encore plus énergique, et ne cède qu'à
une incision profonde sur les régions malades, et à l'aide de
laquelle on pratique un véritable débridement, comme dans les
inflammations avec étranglement. (R.)

Dans les périostoses et les exostoses, le traitement général
est le même que pour les douleurs ostéocopes, *les mercuriaux*.
Le traitement local, outre le vésicatoire, est basé sur les lésions
existantes, et les indications sont les mêmes que dans les lésions

analogues déterminées par des causes autres que la syphilis.
Ici incontestablement les autres résolutifs (iode, iodure, hy-
driodates), employés localement, et surtout la compression ,
restent le plus souvent sans effets marqués. (R.)

Dans les tumeurs gommeuses, il faut se rappeler qu'on a
à faire à une maladie longue et grave, qu'aucune médication
ne peut enlever d'emblée. Ces symptômes se présentent ordinairement chez les sujets chez lesquels la vérole a résisté aux
mercuriaux : *ceux-ci n'ont sur eux aucune puissance*. Le développement de ces tumeurs se fait le plus souvent d'une manière successive, de manière à durer des mois ou des années,
quel que soit le traitement employé. L'auteur cite deux cas de
malades atteints de tumeurs gommeuses, qui tous les deux
entraient pour la troisième fois dans son service, et chaque
fois ils y étaient venus à cinq ou six mois d'intervalle. (R.)

Enfin, il arrive un terme où les moyens connus sont insuf-
fisants, et où le médecin est forcé de s'avouer à lui-même
son impuissance.

« Dans les maladies du système osseux, et plus particulièrement quand la suppuration a lieu, les sudorifiques restent
souvent comme seule ressource, *sinon active et curative*, au
moins comme médication morale, vu leur réputation vul-
gaire et la confiance que leur accordent le plus grand nombre
des malades. » (R.)

Réflexions sur le traitement actuel.

Après avoir étudié soigneusement le traitement de la maladie vénérienne, traitement dont je viens de donner l'esquisse,
j'ai été péniblement affecté de l'impuissance de la médecine en
face d'une affection aussi grave et aussi répandue que l'est
celle-ci. Si on examine, en effet, le traitement employé par
Ricord, qui est sans contredit le médecin qui jouit de la plus
haute réputation de savoir pratique dans ce genre de maladies, on voit :

1º Que, pour les symptômes primitifs, on est quelquefois
impuissant à les guérir ;

2º Que, si l'individu n'est pas préservé de l'infection générale
par une sorte d'immunité constitutionnelle, le traitement ne
peut rien faire pour empêcher cette infection d'avoir lieu ;

3º Lorsque l'infection générale a eu lieu, on peut guérir les
symptômes qui se montrent; mais, dans aucun cas, le médecin ne peut se porter garant qu'il ne reparaîtra pas de nouveaux accidents. On guérit les symptômes, mais l'infection
reste avec son aptitude à produire de nouveaux accidents, et
à se transmettre par l'hérédité ;

4º Lorsque là maladie est parvenue au troisième degré, on n'est plus sûr de guérir même les symptômes, et, dans quelques cas, le médecin doit voir la maladie, produisant les lésions les plus hideuses, entraîner son malade vers la mort sans pouvoir rien faire pour empêcher cette fâcheuse terminaison.

Je vais appuyer ces propositions diverses par des faits pris dans l'ouvrage de Ricord.

Faits à l'appui.

J'ai dit premièrement que, pour les symptômes primitifs, le traitement est quelquefois impuissant. En effet :

La base de ce traitement consiste dans les applications locales, or lorsque le siége du chancre est tel que les topiques ne peuvent lui être appliqués on ne peut pas le guérir.

Ricord cite (page 274) deux observations prises dans son service et publiées dans la thèse de M. Lavergne. Voici l'exposé succinct de ces observations. La première se rapporte à un nommé Boisseau, qui entra à l'hôpital du Midi, atteint d'un orchite et d'une blennorrhagie. M. Ricord reconnut dans l'orchite la présence d'un hydrocèle, dont il fit deux fois la ponction. Le malade sortit de l'hôpital guéri de son orchite ; mais la blennorrhagie persistant, il y rentra bientôt ayant une orchite de l'autre testicule. On pratiqua de nouveau la ponction, mais l'écoulement blennorrhagique étant augmenté progressivement, il survint un marasme progressif que rien ne put arrêter et qui amena la mort.

Pour la blennorrhagie (1), on employa les révulsifs et les balsamiques.

A l'autopsie on trouva des lésions graves, produites par un chancre phagédénique, qui avait étendu ses ravages de l'urètre dans la vessie, la prostate, la vésicule séminale gauche et par le canal déférent jusqu'au testicule.

Le sujet de la seconde observation est un nommé Jean Bourdon. Ce malade, six mois avant son entrée à l'hôpital, avait contracté un chancre, pour lequel il ne fit d'abord aucun traitement. Bientôt il s'aperçut d'un léger suintement par l'urètre, suintement qui augmenta assez lentement. Il fut pris d'un phymosis très-inflammatoire. Un médecin pratiqua l'opération ; mais, malgré tous les traitements employés, on ne put guérir la maladie. A son entrée à l'hôpital, le malade

_____

(1) On avait pratiqué l'inoculation, et la pustule caractéristique s'étant développée, la présence du chancre dans l'urètre était certaine, mais le point précis qu'il occupait et son étendue ne pouvant être déterminés, on ne put pas faire usage des topiques ordinaires, et le chancre continua à faire des progrès.

présentait un extrême amaigrissement, quoique les fonctions se fissent assez bien. Les chancres du gland et du prépuce offraient tous les caractères de la période de progrès, et, malgré les divers pansements locaux aussi bien que les soins hygiéniques propres à favoriser le traitement interne, on ne put obtenir que bien peu d'amélioration. L'écoulement blennorrhagique inoculé donna la pustule caractéristique. Après plusieurs mois de souffrances survint une incontinence d'urine qui persista jusqu'à la mort, à laquelle contribua une diarrhée que rien ne put arrêter.

A l'autopsie on trouva le canal intestinal sain, la vessie, et le canal de l'urètre dans ses régions profondes, présentaient des lésions graves, déterminées par un chancre phagédénique (1).

Il est vrai que, dans ces deux cas, on avait à traiter des chancres phagédéniques, variété dans laquelle les mercuriaux sont nuisibles, ainsi que nous l'avons dit plus haut, soit qu'on les emploie en applications locales ou intérieurement.

Mais quel moyen a-t-on d'empêcher qu'un chancre, placé à la profondeur où se trouvaient ceux-ci, prenne le caractère phagédénique ? Aucun, et tout malade qui contracte un chancre dans ces points, si sa constitution le dispose au développement de la variété phagédénique, devra avoir le même sort que les malheureux sujets des observations citées.

Pour ma seconde proposition, ce passage déjà cité de Ricord me dispense de toute autre citation. Lorsque les conditions de tempérament, nécessaires au développement des symptômes secondaires, existent, ces symptômes se développent, *quels que soient d'ailleurs les moyens qu'on ait employés pour guérir le chancre.*

J'ai dit troisièmement que l'infection générale ayant eu lieu, on peut guérir les symptômes, mais que l'infection reste avec son aptitude à reproduire de nouveaux symptômes et à se transmettre par l'hérédité.

Ici encore les médecins sont unanimes, et les faits qui le confirment, pris dans le seul ouvrage de Ricord, sont trop nombreux pour que je puisse les reproduire tous dans cette brochure; je me contenterai d'en indiquer quelques-uns.

Page 313. La malade, sujet de l'observation, fut traitée, il

---

(1) Ici, comme dans l'observation précédente, l'existence du chancre du canal de l'urètre était certaine; mais on ne put pas le traiter localement, et il continua ses ravages. Mais il y avait aussi des chancres au prépuce et au gland parfaitement accessibles aux applications topiques, et on ne put pas les guérir.

y a deux ans, pour un chancre primitif, et fut guérie après deux mois de traitement. Trois mois après se déclarèrent des symptômes secondaires, qu'un traitement d'un mois fit disparaître. Enfin, elle entra à l'hôpital du Midi pour y subir un troisième traitement pour de nouveaux accidents secondaires.

Page 480. Chez ce malade, les symptômes secondaires se montrèrent pendant le traitement des symptômes primitifs. Il fut traité et déclaré guéri. Deux ans après, de nouveaux accidents secondaires se déclarèrent, et le malade entra à l'hôpital du Midi.

Page 492. Cette malade, traitée une première fois pour des accidents secondaires, entra à l'hôpital Saint-Louis, atteinte de nouveaux symptômes. Le traitement employé dans cet hôpital ne procurant pas d'amélioration, elle fut envoyée à l'hôpital des vénériens.

Page 495. Cette malade, traitée pendant neuf mois pour des accidents primitifs, et incomplètement guérie, fut atteinte, trois ans plus tard, de symptômes secondaires. Soumise à un long traitement, elle parut guérie; mais quelques mois plus tard parurent de nouveaux accidents secondaires pour lesquels elle entra à l'hôpital des vénériens.

Page 498. Ce malade guéri une première fois de symptômes primitifs, fut atteint, trois semaines après, d'accidents secondaires. Traité à l'hôpital Saint-Louis, il sortit, tous les symptômes apparents étant guéris. Un mois après sa sortie de cet hôpital, il se présenta à l'hôpital du Midi, atteint de nouveaux accidents secondaires.

Page 502. La malade, sujet de cette observation, fut d'abord traitée pendant six semaines pour des symptômes primitifs et déclarée guérie. Deux mois plus tard survinrent des accidents secondaires, pour lesquels elle subit un traitement de cinq mois. Ne guérissant pas, elle entra à l'hôpital du Midi, où elle resta trois semaines; elle en sortit guérie. Enfin, elle rentra dans ce même hôpital affectée de nouveaux accidents secondaires, et y subit son quatrième traitement.

J'ai dit, en quatrième lieu, que les symptômes tertiaires sont souvent au-dessus des ressources de la médecine.

L'ouvrage de Ricord ne contient pas d'observations qui confirment cette proposition; il ne devait pas en contenir pour l'objet spécial que l'auteur s'était proposé. Mais à défaut de faits, qu'il me serait facile de trouver dans d'autres ouvrages, et que chacun peut observer en parcourant les salles des vénériens d'un hôpital; à défaut, dis-je, d'observations, l'aveu de cette impuissance est clairement exprimé dans ce passage de Ricord, déjà cité (page 14) dans les maladies du système osseux et plus particulièrement quand la suppuration a lieu, etc.

Enfin, le passage de Cazenave, que j'ai cité aussi (page 6), qui fait un si triste tableau des derniers jours des malades atteints de syphilis, me dispensera certainement de chercher des faits pour appuyer ma quatrième proposition, que pas un médecin ne niera; car ils savent tous qu'on meurt de la syphilis.

De tout ce qui précède, je suis en droit de conclure qu'il n'existe pas actuellement de traitement qui guérisse la syphilis.

Et cependant le traitement est souvent fort long.

Les malades doivent supporter des opérations souvent très-douloureuses.

Enfin, l'emploi des mercuriaux peut avoir des suites fâcheuses pour la santé des malades.

Qu'on me permette d'appuyer chacune de ces considérations de quelques citations prises dans l'ouvrage déjà cité.

Si nous prenons, parmi les observations rapportées dans le *Traité pratique des Maladies vénériennes*, celles qui concernent des malades atteints de symptômes primitifs, en les considérant sous le rapport de la durée du traitement, et négligeant celles dont la durée est moindre que soixante jours, nous aurons :

Page.	Durée en jours.	Page.	Durée en jours.	Page.	Durée en jours.
199	61	313	129	389	73
214	284	352	237	422	62
237	65	365	67	455	100
235	65	366	238	448	62
250	68	374	61	471	140
253	71	376	115	465	80
274	90	386	61		

Dans les accidents secondaires, nous trouvons :

Page.	Durée en jours.	Page.	Durée en jours.	Page.	Durée en jours.
481	175	499	112	514	238
492	102	502	383	520	90
495	428	506	88		

Un grand nombre de malades, dont les observations sont rapportées dans l'ouvrage cité, avaient subi un ou plusieurs traitements avant d'entrer à l'hôpital du Midi. Lorsque la durée de ces traitements est indiquée, je l'ai ajoutée à celle du traitement de l'hôpital; mais, dans le plus grand nombre des cas, elle ne l'est pas; et l'on serait effrayé de la durée de certains traitements, si à celle déjà fort longue, que j'ai citée, on pouvait rapporter celle qui n'est pas connue, et le nombre des cas dont la durée dépasserait soixante et quatre-vingt-dix jours serait infiniment plus grand. Or, plus le traitement se prolonge, plus la maladie devient grave, et plus aussi on est exposé à voir survenir d'autres maladies auxquelles dispose l'altération produite dans la constitution par la syphilis. C'est ce qui arriva pour la malade, sujet de l'observation de la page 544, qui, après avoir été traitée pendant deux cent trente-huit jours, fut envoyée, affectée d'un cancer, aux incurables de la Salpêtrière.

Les malades ont à supporter des opérations souvent fort douloureuses.

Nous avons vu, en examinant le traitement des symptômes primitifs, que la cautérisation, l'excision, sont mises en première ligne dans le traitement local. Le nitrate d'argent, la potasse caustique, la pâte de Vienne, l'instrument tranchant, sont souvent employés.

Lorsque le chancre a pris de l'étendue, Ricord pratique ce qu'il appelle la cautérisation en emporte-pièce, qui a pour but de détruire toutes les parties infectées par le virus et d'arriver jusqu'aux parties saines.

Dans le traitement du chancre phagédénique, qui est le désespoir des médecins, et pour lequel on a employé les cataplasmes de carottes, de cire fondue (ces applications ne sont certainement pas douloureuses), on a eu recours aussi aux caustiques les plus puissants : au beurre d'antimoine, à la potasse, à l'alcool, au fer rouge appliqué d'une manière directe ou comme cautère objectif. Ricord emploie la pâte de Vienne, le vésicatoire et la poudre de cantharides.

Dans le traitement du bubon, lorsqu'un chancre persiste et qu'on a à redouter le développement du bubon virulent, on emploie la cautérisation médiate, qui consiste à appliquer une solution caustique sur la peau préalablement dénudée de son épiderme par l'emploi d'un vésicatoire.

Cette application n'est pas également bien supportée par tous les malades, et quelques-uns ne sauraient la supporter plus d'une heure, à cause des vives douleurs qu'elle excite. Toutefois, pour que l'effet désirable soit obtenu, il faut qu'il y ait production d'une escharre qui entame une partie de l'épaisseur du derme. (R.)

« Dans le traitement du bubon, on peut aussi employer l'écrasement des ganglions. Suivant la méthode de mon savant ami Malgaigne, cet écrasement peut très-bien se faire à l'aide d'un cachet de bureau ; mais il ne faut pas oublier qu'il est très-douloureux, et que, dans une foule de circonstances, il peut produire des accidents qui doivent en rendre l'emploi très-rare. » (R.)

Enfin, on est quelquefois obligé de détruire les ganglions eux-mêmes, au moyen de cautérisations successives avec la pâte de Vienne. Quand une escharre est tombée, on en forme une autre; on peut de cette manière, avec de la patience et en usant de précautions à mesure qu'on gagne en profondeur, détruire des couches compactes de ganglions que rien autre n'avait pu amender. (R.)

Je ne pousserai pas plus loin mes citations; ceci doit suffire pour convaincre qu'il n'est pas de médecin qui ne doive désirer ardemment d'être affranchi de l'emploi de ces moyens terribles.

L'emploi des mercuriaux peut avoir des suites fâcheuses pour la santé des malades.

Nous avons vu plus haut que certains médecins attribuent à l'usage des mercuriaux le développement des accidents secondaires et tertiaires. Pour rendre hommage à la vérité, je dois dire que ces symptômes se développent chez les individus qui n'ont subi aucun traitement mercuriel ou autre; je pourrais compter par centaines, peut-être par milliers, les malades que j'ai vus atteints de symptômes tertiaires, dont pas un n'avait subi de traitement mercuriel, et dont le plus grand nombre n'avaient pas été traités du tout.

Les effets constatés du mercure sur la santé générale sont assez graves pour qu'on ne doive pas le charger d'accidents auxquels il est peut-être étranger.

La stomatite mercurielle doit être mise en première ligne parmi les accidents que peut produire le mercure; toujours elle constitue une maladie, sinon le plus souvent grave, au moins constamment fort ennuyeuse et pénible. (R.)

Elle peut amener la carie des alvéoles et la chute des dents.

Après la stomatite, des dérangements de l'estomac et des intestins s'observent assez souvent sous l'influence des mercuriaux, surtout lorsqu'ils sont administrés à l'intérieur. (R.)

On diminuera les doses, ou même on suspendra l'usage du mercure, dans les cas de production d'eczéma mercuriel, de douleurs vagues, de tremblements, de fièvre, enfin de tout symptôme morbide étranger à la vérole, mais qui, développé sous l'influence du médicament, ne manquerait pas d'augmenter si on en continuait l'usage. (R.)

Enfin, je l'ai cité plus haut, le mercure peut produire des gonflements articulaires et des douleurs qui embarrassent le diagnostic des douleurs ostéocopes et de la périostose. Peut-on

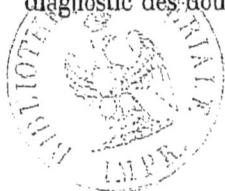

2

admettre qu'un agent qui produit de tels accidents est sans influence fâcheuse sur la santé générale des malades, et que les symptômes syphilitiques guéris, il ne restera pas, dans beaucoup de cas, des maladies produites par le mercure? Mais, dit-on, c'est à l'abus des mercuriaux, à leur mauvaise administration, qu'il faut attribuer les lésions qu'ils produisent. Or, il est admis généralement que, tandis que certains malades peuvent supporter des doses énormes de ce médicament (200 grains) sans paraître en être affectés, d'autres, au contraire, éprouvent des accidents de l'emploi de doses même faibles. Mais cette différence dans la susceptibilité individuelle, comment pourra-t-on la reconnaître? Ce n'est évidemment qu'aux accidents produits; et d'ailleurs, cet agent est le plus puissant que l'on connaisse. Dans l'impossibilité de le remplacer, le médecin se trouve dans l'alternative, ou de laisser s'aggraver le symptôme syphilitique, en s'abstenant d'employer le mercure, ou de s'exposer, en en faisant usage, à produire des accidents dont le degré de gravité et surtout l'époque de l'apparition sont incertains. Dans cette position, son choix n'est pas douteux, et il n'y a pas de syphilitique, quelle que soit sa tolérance individuelle pour le mercure, qui ne soit traité par presque tous les médecins, à toutes les périodes de sa maladie, par cet agent, dont les malades redoutent tellement l'usage, que le médecin est souvent obligé d'en déguiser l'emploi.

MON TRAITEMENT.

On n'attend pas, sans doute, que je développe ici les idées qui m'ont conduit à l'application de mon traitement; je veux seulement établir, par les faits acquis et par les épreuves auxquelles j'offre de me soumettre, la supériorité de ma méthode sur tout ce qui a été fait et qui est fait encore aujourd'hui, supériorité telle, que j'ai la conviction intime que, dans un temps donné, mon traitement sera le seul employé dans le monde entier.

Tout traitement peut se résumer, en moyens, durée et résultat.

Ce que j'ai à dire des moyens est renfermé dans ces deux propositions :

Plus d'applications locales douloureuses;

Plus de mercuriaux ni de composés métalliques d'aucune espèce.

La durée, je la fixe entre vingt et trente jours.

Enfin, les résultats se résument en ceci :

Guérison radicale de l'infection syphilitique, qu'elle soit héréditaire ou acquise;

Les symptômes de la maladie constitutionnelle ne reparaissent plus sous aucune forme;

Les malades recouvrent leur ancienne santé;

Tout danger de la transmission aux enfants disparaît;

Il n'existe plus de symptômes incurables, et personne ne doit plus mourir de la syphilis.

On remarquera sans doute qu'il n'est pas question du traitement des symptômes primitifs. Dans le traitement de la maladie, à ce premier degré, l'important n'est pas de guérir le symptôme existant, mais bien d'empêcher l'infection générale de se produire. Or, comme je ne veux rien promettre que je ne sois sûr d'obtenir, je dirai ici que je guérirai toujours en moins de temps que par tout autre traitement les accidents primitifs quels qu'ils soient; que les accidents les plus graves, le chancre rongeant, siégeant dans des points inaccessibles aux applications topiques, et qu'on ne peut guérir actuellement, ainsi que nous en avons vu deux cas malheureux cités plus haut; que ces cas, dis-je, je les guérirai tout aussi sûrement et aussi complètement que les symptômes moins graves; mais je n'ai pas eu à traiter un assez grand nombre d'affections à ce degré, et surtout je n'ai pas pu suivre assez longtemps mes malades, pour assurer que, dans aucun cas, il ne surviendra d'accidents d'infection générale. Lorsque j'aurai acquis cette certitude, et seulement alors, je le ferai connaître. Les résultats que je donne comme positifs sont tellement supérieurs à tout ce qu'on obtient par tous les traitements employés, que j'hésiterais à les faire connaître, si je n'avais des moyens sûrs de convaincre les plus incrédules.

Moyens.

Point d'applications locales douloureuses.

Dans le plus grand nombre des cas, je n'ai pas besoin d'employer aucun traitement local; presque toujours, lorsqu'il est nécessaire d'y avoir recours, les malades peuvent faire eux-mêmes les applications; ce qui me rend souvent possible de guérir la maladie, sans soumettre le malade à des visites qui répugnent toujours plus ou moins.

Chez moi, plus de ces cautérisations, de ces incisions et extirpations, si souvent employées, dans les traitements actuels, et dont les effets curatifs sont loin de compenser toujours les douleurs souvent très-fortes qu'elles produisent.

Point de mercuriaux ni de composés métalliques d'aucune espèce.

Les substances que j'emploie n'ont rien de commun avec les composés minéraux qui jouent le rôle le plus important dans le traitement actuellement employé. Je fournis aux malades, qui en témoignent le désir, le moyen de s'assurer par eux-mêmes ou par leurs médecins, que rien de ce que je leur administre ne contient un atome de mercure, ou d'autres préparations métalliques.

Durée du traitement.

Elle est ordinairement de vingt à trente jours; cependant, dans les cas les plus graves et les plus anciens, elle peut aller jusqu'à trente-quatre et trente-six jours; mais jamais au-delà. On n'aura donc plus à craindre de voir survenir de ces maladies graves que déterminent trop souvent l'action de la syphilis, jointe aux altérations que font éprouver à la constitution l'usage longtemps prolongé de remèdes, tous plus ou moins nuisibles à la santé.

Résultat.

La guérison de la maladie syphilitique constitutionnelle n'est radicale, n'est complète qu'autant que l'infection générale est détruite : les traitements qui laissent subsister après eux cette infection ne guérissent pas, ils pallient la maladie ; il n'y a donc pas eu jusqu'à ce jour de traitement réellement curatif.

Or, par mon traitement, l'infection générale est guérie ; tout danger de réapparition de nouveaux accidents disparaît, et, ce qui est plus important encore, les malades guéris par moi, sont assurés que la constitution de leurs enfants ne sera pas influencée par la maladie syphilitique.

Ces résultats, dont il semble que la constatation ne puisse être faite que dans un temps assez long, acquièrent un degré de probabilité, qui est presque de la certitude, par l'état de santé des malades à la suite de mon traitement; car, tandis que, par les traitements usités, les malades conservent ordinairement, après la guérison des symptômes, un état valétudinaire qui indique l'influence de l'infection encore existante et prête à se traduire en de nouveaux symptômes (1), les ma-

---

(1) Les malades dans cet état forment une catégorie nombreuse; on dit qu'ils sont affectés d'une vérole mal guérie. Or, ils ne sont pas même traités par les médecins qui, ayant guéri le symptôme, ne sauraient aller au-delà.

lades guéris par moi ont acquis, pendant le traitement, un état de santé florissante, tous prennent de l'embonpoint et du coloris, en rapport, bien entendu, avec leur tempérament; et la différence qui existe entre leur état de santé avant mon traitement et après, est telle, qu'elle est un objet de grand étonnement pour toutes les personnes qui les connaissent.

Or, je dis que ce résultat, qui est immédiat, s'il n'est pas une garantie certaine de la disparution de toute trace d'infection, constitue du moins une grande probabilité. Si, à ce premier effet, on ajoute que des personnes guéries par moi ont pu se livrer à tous les exercices les plus violents, à des travaux pénibles, à des excès de régime, changer de climat et aller du Midi au Nord à une distance de mille lieues, sans voir se développer aucun symptôme de maladie syphilitique; si je puis établir en outre que des malades guéris par moi, depuis douze ans, ont toujours joui et jouissent encore de la plus parfaite santé; si les enfants qu'ils ont eu depuis leur guérison, sont doués d'une constitution excellente; il semble qu'il me sera permis de conclure que mon traitement guérit l'infection. Or, toutes ces preuves je suis en mesure de les fournir.

Et d'ailleurs, quoi d'étonnant qu'un traitement qui guérit, aussi rapidement que le fait le mien, les symptômes les plus graves, produise des résultats supérieurs à tout ce qu'on peut se promettre par les moyens employés.

Plus de symptômes incurables.

La guérison rapide et parfaite des maladies très-graves, qui font le sujet de la troisième et de la quatrième observation; pourraient suffire à convaincre qu'il n'est pas de symptôme qui puisse résister à un traitement qui possède une telle puissance curative; mais je ne veux pas me contenter de ces faits, et pour qu'il ne soit pas permis d'élever le moindre doute sur ce que j'avance, je fais appel à tous les médecins. et je leur demande, ainsi qu'on le verra plus bas, de me confier le traitement de leurs malades les plus gravement atteints.

Ils sont réduits à conseiller à ces malades des précautions hygiéniques, à chercher à conserver l'équilibre des fonctions, pour empêcher le développement de nouveaux symptômes : ces malades, traités par moi, recouvrent rapidement et complètement leur ancienne santé.

OBSERVATIONS.

Première observation. — Le sujet de cette observation est un jeune homme de vingt ans, d'un tempérament lymphatique. Il avait contracté, quatre ans auparavant, un chancre, pour lequel il avait été traité par la cautérisation au nitrate d'argent, et par la liqueur de Wan-Swiéten à l'intérieur; il fut déclaré guéri après deux mois de traitement. Peu de temps après, il survint des ulcérations aux amygdales. Traité par les sudorifiques et les gargarismes avec l'alun, il fut de nouveau guéri après six semaines de traitement.

Mais depuis cette époque, sa santé ne fut jamais parfaite; au moindre écart de régime, au moindre refroidissement, survenaient de nouveaux ulcères à la gorge, et il devait chaque fois subir un nouveau traitement. Dans une de ces rechutes, il fut atteint de syphilides. Cet état dura trois ans, à compter de la première infection, après lesquels, à la suite de rapports suspects, il fut atteint d'un condylome à la couronne du gland. Celui-ci arraché laissa un petit ulcère qui céda à une cautérisation par le nitrate d'argent. La végétation ayant reparu peu de jours après, le malade l'arracha de nouveau. Cette fois elle fut suivie d'un chancre, que la cautérisation ne put arrêter; le médecin consulté déclara que c'était un chancre rongeant. On cautérisa de nouveau et alors apparut un bubon dans l'aine gauche.

Le bubon fut d'abord traité par les sangsues et les cataplasmes; mais il vint à suppuration, et les piqûres des sangsues formaient cinq ouvertures par lesquelles s'écoulait le pus. Plus tard, quatre de ces ouvertures se fermèrent; une seule persista. Un an après l'apparition du condylome, tout était cicatrisé, et il restait un ganglion induré.

Le chancre fut traité par le vin aromatique; le prépuce s'étant considérablement engorgé, il se déclara un phymosis: le médecin, craignant d'inoculer la plaie en pratiquant l'opération, dut se borner au traitement général et à des bains locaux.

Mais en même temps que ces deux symptômes, était survenue une vaste ulcération de l'arrière-bouche, qui mettait le malade dans l'impossibilité d'avaler même du bouillon pur : il devait l'étendre de moitié eau. Ces ulcérations furent traitées par les gargarismes à l'acide hydrochlorique.

La diète, la suppuration du bubon et celle du phymosis amenèrent ce malade à un état de faiblesse tel qu'il dut garder le lit pendant quatre mois, et que pendant plus de deux mois on était obligé de le porter de son lit sur sa chaise-longue. Efin, l'état général s'étant un peu amélioré, le médecin conseilla au malade d'aller habiter un pays plus chaud. C'est à cette époque qu'il fut soumis à mon traitement.

Le phymosis persiste, le limbe induré et excorié forme un bourrelet très-fort; le malade est obligé de soutenir sa verge relevée, et au moindre exercice, même en la laissant pendante, l'engorgement augmente, considérablement et amène de la douleur; un pus jaunâtre s'en écoule abondamment.

La sensibilité de l'arrière-bouche est telle que le passage rapide de l'air, inspiré par les narines seulement, cause de la douleur; ce qui oblige le malade à ouvrir la bouche pour respirer : le ganglion induré est de la grosseur d'une petite noix.

Après les premiers jours du traitement le malade s'aperçoit de la diminution de l'engorgement du prépuce, le bourrelet, formé par le limbe induré, diminue aussi, et le dix-huitième jour le malade peut découvrir le gland, et voir, à la place du chancre, une petite dépression avec perte de substance parfaitement cicatrisée. Le vingt-quatrième jour du traitement, il ne reste plus à la verge aucune trace de maladie; le ganglion induré est réduit au volume d'une fève.

La sensibilité de l'arrière-bouche a complètement disparu depuis les premiers jours. Le malade est déclaré guéri le trente-deuxième jour; il ne lui reste plus de sa maladie qu'un peu d'engorgement du ganglion, qui a continué à diminuer, et a complètement disparu quelques jours après.

Ce malade n'était pas sous mes yeux, je le traitais chez lui, et il m'a, depuis sa guérison, avoué quelques infractions à mes prescriptions, qui me font supposer d'autres infractions plus graves; il aurait dû être guéri en moins de temps : l'induration du ganglion aurait dû disparaître complètement, et son état de santé générale, qui étonna toutes les personnes qui le virent, ne me satisfaisait pas pleinement. Aujourd'hui, après plus d'un an, il jouit d'une santé aussi florissante qu'à aucune autre époque de sa vie.

Je prie le lecteur de remarquer la circonstance suivante.

Trois jours après sa guérison, ce jeune homme se livra avec quelques amis à des excès de table qui étaient pour lui tout à fait insolites; dans une nuit de débauche, il se mit dans un état d'ivresse tel qu'on dut le porter dans son lit.

Je ne lui avais certainement pas conseillé de se livrer à un tel excès; mais la confiance que je lui avais donnée en sa parfaite guérison était telle, qu'il se livra à cet excès, me dit-il après, pour en convaincre ses amis.

Pour moi, j'étais bien certain que, quoi qu'il pût faire, il était à l'abri d'une nouvelle réapparition de symptômes. Or, je le demande, quel est le médecin qui aurait assez de confiance en son traitement pour la faire passer dans l'esprit de ses malades à ce degré !

Pour obtenir ce résultat, je n'ai pas eu besoin de recourir à aucune application locale.

Deuxième observation. — Le sujet de cette observation est un homme de quarante ans, d'un tempérament sanguin. Il avait antérieurement et à des époques qu'il ne peut pas préciser, contracté plusieurs fois des chancres. Il avait communiqué la maladie à sa femme, et tandis que la santé de celle-ci était profondément altérée, par suite du développement de l'infection générale, lui en avait été quitte pour quelques syphilides qui avaient disparu sans laisser de traces et sans aucun traitement. Il se présente à moi dans les conditions suivantes : la peau de son corps et principalement à la face, aux bras et sur la poitrine est couverte d'une éruption squameuse, qui offre les caractères suivants : des éminences hémisphériques couvrent la peau et ne laissent entre elles que peu d'intervalle; chacune a un diamètre à la base d'environ 8 millimètres. Elles sont formées d'écailles qui, adhérentes dans toute leur étendue à la base, sont unies seulement par leur centre au sommet des éminences. Un léger frottement suffit pour détacher les écailles supérieures, et le malade, en se frottant ainsi, recueille, sans douleur, des poignées de ces écailles; mais dans l'espace de douze heures il s'en est formé de nouvelles, et les éminences ont repris absolument le même état.

L'aspect de cet homme est repoussant. Il jouissait, avant son éruption, d'un embonpoint assez prononcé; aujourd'hui, un mois à peine s'est écoulé et il est presque maigre. Soumis à mon traitement, dès le douzième jour les écailles sont tombées et ne se reforment plus. Il ne reste à leur place qu'une rougeur plus prononcée de la peau, rougeur qui diminue rapidement. Le vingt-troisième jour, le malade est complètement guéri; il a repris son embonpoint et son teint coloré. Le changement opéré en lui est tellement grand, qu'on ne reconnaît pas l'individu à la première vue.

Si ce malade eût été confié à tout autre médecin, il eût très-probablement été traité par les bains de vapeur au cinnabre (composé mercuriel). Je n'ai pas employé, dans ce traitement, d'application locale d'aucune espèce.

Troisième observation. — Le sujet de cette observation est un homme de trente-deux ans, d'un tempérament mixte avec tendance au lymphatisme. Il avait contracté, onze ans auparavant, un chancre à la verge. Traité par les sudorifiques et la pommade mercurielle, il fut guéri après six semaines.

Trois mois après, il se déclara des ulcérations aux amygdales, qui furent traitées par les mercuriaux à l'intérieur, les gargarismes avec la liqueur de Wan-Swiéten, et la cautérisation par le nitrate acide de mercure ; elles guérirent après deux mois de traitement.

Quatre ans plus tard, il survint des ulcères aux jambes qui envahirent presque toute la face antérieure et externe dans le tiers supérieur. Les ulcères, pansés au cérat mercuriel, se cicatrisèrent après deux mois de traitement ; mais il survint un bubon à l'aine droite ; ce bubon vint à suppuration et mit trois mois à se fermer. Les cicatrices qu'ont laissé ces plaies permettent de juger de leur étendue.

Trois ans après le malade ayant vu reparaître quelques ulcérations à la gorge, et voulant se débarrasser entièrement de sa maladie, se soumit pendant quarante jours à la diète arabique la plus sévère.

Enfin, après trois ans et demi, il fut atteint d'ulcères au nez ; l'un de ces ulcères occupait le milieu de l'angle externe. D'autres ulcérations, siégeant profondément sur la muqueuse, se faisaient reconnaître à la douleur vive qu'éprouvait le malade en respirant par les narines, et à des stries de sang qui se trouvaient mêlées aux muquosités.

Soumis à un traitement général par les mercuriaux, l'ulcère extérieur se cicatrisa ; mais les ulcérations de la muqueuse firent des progrès et attaquèrent les os.

Le malade en recueillit trois fragments sur son mouchoir. En même temps se déclara une ulcération à la voûte palatine ; elle atteignit aussi les os, et le malade en retira deux esquilles.

Il était depuis quatre mois en traitement, et la maladie, loin de tendre vers la guérison, faisait des progrès continuels. Il avait senti, dès le début, des douleurs ostéocopes d'abord vagues, qui prirent de la fixité et incommodaient beaucoup le malade.

Enfin, il se déclara une ulcération au voile du palais : celle-ci, cautérisée par le nitrate acide de mercure, fit, sous l'action de ce caustique, des progrès plus rapides. Il y avait douze jours que l'ulcération avait commencé lorsque le malade se présenta à moi.

Un traitement énergique, continué pendant quatre mois et demi, joint à un régime sévère, ont altéré sa santé ; il est pâle, maigre et très-abattu.

Les ulcérations du nez continuent à faire des progrès ; le malade tient ses narines fermées avec du coton.

L'ulcère de la voûte palatine occupe l'étendue d'une pièce de 50 centimes ; il est profond. On sent une petite esquille qui se présente et atteint le niveau de la muqueuse.

L'ulcération du voile du palais occupe presque tout le bord

du côté gauche. La luette est déjà à moitié rongée à sa base ; tout le voile du palais est enflammé et considérablement engorgé.

Les douleurs ostéocopes sont persistantes et privent en partie le malade de sommeil. Cet homme parle du nez au point qu'on peut à peine le comprendre; lorsqu'il prend des aliments, une partie, surtout des liquides, ressort par les narines.

Le quatrième jour du traitement, le malade, en frottant avec la langue, détache l'esquille de la voûte palatine. Cette ulcération marche vers la cicatrisation. Le huitième jour elle est complète.

L'ulcération du voile du palais a cessé dès le quatrième jour de faire des progrès. La cicatrisation est complète le douzième. Il reste encore de l'engorgement qui rend le voile du palais raide ; la voix est encore nasillarde, mais les liquides ne sont plus rejetés par le nez.

Tout annonce que les ulcérations du nez sont cicatrisées.

Les douleurs ostéocopes ont beaucoup diminué dès les premiers jours ; le malade dort parfaitement ; il ne ressent que par intervalles éloignés des élancements qui n'ont pas de durée.

Le moral du malade s'est raffermi sous l'influence du mieux très-sensible qu'il éprouve. Le vingt-cinquième jour, tout est guéri ; le malade continue le traitement jusqu'au trente-et-unième : dès-lors l'état général est complètement changé ; il est redevenu ce qu'il était avant sa maladie ; il a perdu, seulement en partie, le sens de l'odorat; sa voix est si peu nasillarde que les personnes qui l'entendent pour la première fois ne s'en aperçoivent pas.

Depuis douze ans que ce malade est guéri, il a toujours joui d'une santé parfaite ; il a eu des enfants qui sont très-bien constitués, et cependant il a, dans cet espace de temps, habité des pays situés à 30° au nord de ceux où il avait vécu ; il a habité des lieux très-humides, jamais il n'a ressenti la moindre atteinte de la maladie vénérienne.

Si ce malade eût continué à suivre le traitement du médecin qui le soignait, il eût certainement perdu la plus grande partie du voile du palais. Or, la staphyloraphie étant impraticable, il parlerait aujourd'hui du nez, de manière à ne pouvoir se faire comprendre qu'avec peine.

Pour obtenir cette guérison radicale, je n'ai fait usage d'aucun topique.

Quatrième observation. — Une famille entière, père, mère, enfants, étaient infectés depuis plusieurs années de la maladie syphilitique. J'eus à traiter le père et un des fils, jeune garçon âgé de cinq ans. — Le père est âgé de trente-cinq ans ; il est d'un tempérament sanguin lymphatique.

Après avoir éprouvé à des époques antérieures plusieurs symptômes de maladie constitutionnelle pour lesquels il n'a suivi aucun traitement, il fut pris, il y a trois ans, de douleurs ostéocopes; ayant depuis été obligé de travailler souvent dans l'eau, sa maladie fit des progrès rapides. Il y a un an, il se déclara une tuméfaction des os de la partie supérieure gauche de la face, ainsi que des os formant l'articulation du coude du même côté. Le malade, ne pouvant plus se livrer à aucun travail, réclama mes soins.

A cette époque, la tuméfaction de la face est énorme et rend cet homme complètement méconnaissable : le coude est doublé de volume, et tout mouvement de cette articulation est impossible; il souffre horriblement de douleurs ostéocopes qui le privent de sommeil; sa santé générale est profondément altérée, et cet homme, qui, avant sa maladie était fort et vigoureux, est aujourd'hui pâle, maigre et sans force.

Le fils présente des exostoses sur les os des avant-bras et des jambes qui paraissent arqués; son teint pâle, tout son corps grêle et décharné, indiquent les ravages de la cruelle infection. Ils sont soumis l'un et l'autre à mon traitement le même jour. Dès le sixième jour, le père peut dormir, ses douleurs ostéocopes ayant beaucoup diminué. Le douzième, la diminution de volume des exostoses est très-sensible, plus toutefois chez le père que chez le fils. Le vingt-deuxième jour, il ne reste presque plus rien d'anormal au siége des exostoses chez l'un comme chez l'autre de ces deux malades : leur état général s'est beaucoup amélioré.

Enfin, le trente-deuxième jour, ces deux malades sont complètement guéris. Le père a presque retrouvé son ancienne santé; le fils semble avoir éprouvé une véritable métamorphose: il est devenu gai, frais et bien portant. Il serait impossible à l'œil le plus exercé de découvrir que cet enfant a été malade.

Immédiatement après sa guérison, le père dut reprendre son travail; il fut souvent obligé de coucher en plein air par des nuits froides et humides; jamais il ne reparut aucune trace de son affection. J'ai pu suivre ces deux malades pendant plusieurs années après leur guérison; ils se sont toujours parfaitement bien portés.

Confiés au soin de tout autre médecin, ils auraient dû subir l'application de vésicatoires ou d'autres topiques plus douloureux encore. Je ne fis usage dans leur traitement d'aucune application topique d'aucune espèce.

À ces quatre observations, j'aurais pu en ajouter plusieurs autres; mais celles-ci, qui présentent la maladie à ses divers degrés et dans ses principales variétés de siége, de durée et de gravité, me paraissent suffisantes. J'affirme que tout ce que j'ai rapporté est vrai jusque dans les plus petits détails. Toutefois, je ne me dissimule point que des résultats aussi supérieurs à tout ce qu'on peut se promettre aujourd'hui, obtenus dans un temps aussi court et sans applications locales, pourront trouver des incrédules.

Pour qu'il ne soit plus permis à tout homme de bonne foi de conserver le moindre doute, voici quelle est l'épreuve à laquelle j'offre de me soumettre et que je provoquerai de tous mes efforts.

J'adresserai ma brochure à tous les médecins dont je pourrai me procurer l'adresse, et j'en ferai l'envoi gratis à tous ceux qui, ne l'ayant pas reçue, m'en feront la demande. Elle contient, sous le n° 1, une lettre circulaire dans laquelle j'offre à chacun de mes confrères de prendre en traitement, chez moi, ceux de ses malades qu'il jugera le plus gravement atteints ou dont la cure lui paraîtrait devoir exiger le plus de temps. Je ne demande pas d'autre rétribution que mon simple déboursé aux malades porteurs d'un certificat d'indigence, et, dans aucun cas, le prix de la cure ne sera exigible qu'après complète guérison.

M. Ricord, chirurgien de l'hôpital des vénériens, est sans contredit l'homme qui jouit, en France, de la plus haute réputation de savoir pratique dans cette spécialité. Je lui adresse la lettre qu'on verra sous le n° 2, dans laquelle je lui demande, comme aux autres médecins, de soumettre mon traitement à l'épreuve de l'expérience; et afin qu'on ne puisse pas douter de la sincérité de mes intentions, j'offre de payer les frais de voyage, aller et retour, et de traiter gratuitement deux des malades qu'il lui plaira de m'adresser.

Enfin, au-dessus de toutes les individualités médicales, plane l'Académie de Médecine; j'adresse au président de ce corps savant la lettre qu'on trouvera sous le n° 3, dans laquelle je demande que mon traitement soit soumis à toutes les épreuves qu'il lui paraîtra convenable de lui faire subir. Je demande que le contrôle soit sévère, et j'emploierai tous les moyens en mon pouvoir pour obtenir que l'Académie me juge.

Ma méthode de traitement, si les résultats que j'annonce sont exacts, constitue sans contredit une des découvertes les plus importantes que la science médicale ait enregistrées. Je ne doute pas que le corps médical tout entier, toujours prêt à accueillir les moyens curatifs de quelque valeur, ne veuille soumettre mon traitement aux épreuves que je réclame, afin de faire jouir au plutôt de ce bienfait l'humanité tout entière, s'il est trouvé tel que je l'annonce, ou de le rejeter dans le domaine des utopies si l'expérience lui est contraire.

En appelant ainsi le contrôle le plus large sur mon traitement, j'aurai évité, je l'espère, le reproche de charlatan, qualification qui répugne singulièrement à mon caractère et dont me menaçait naguère un des médecins les plus distingués de cette ville. Si mon traitement est une erreur, on sera bien forcé d'admettre que je suis, moi, le premier trompé.

Conditions.

Les principales sont : 1° le secret le plus absolu ; 2° paiement seulement après la guérison.

Voici de quelle manière je compte remplir ces deux conditions.

On comprend facilement qu'il est certaines prescriptions de mon traitement dont je ne voudrais confier l'exécution à personne ; il est donc nécessaire que les malades soient traités chez moi ; il ne pourrait être dérogé à cette condition que pour des motifs très-sérieux. Les malades trouveront d'ailleurs chez moi des appartements parfaitement installés pour l'objet spécial du traitement.

Comme je n'ai pas besoin, dans le plus grand nombre des cas, d'avoir recours à aucune application locale et que je puis le plus souvent me passer de soumettre les malades à aucune visite, les personnes qui auront un grand intérêt à ce que leur état soit tenu secret, pourront s'adresser à moi par l'intermédiaire d'une personne sûre : les dames pourront s'adresser à leur médecin ou à une sage-femme ; les hommes à leur médecin ou à un ami dévoué.

La personne servant d'intermédiaire devra être porteur d'un état détaillé, sans nom de personne, signé par elle-même et dressé, si c'est possible, par le médecin du malade, par le malade lui-même, ou écrit sous sa dictée ; cet état devra indiquer :

1° L'origine de la maladie et les symptômes successifs qui se sont montrés antérieurement à l'époque actuelle ;

2° L'état actuel ;

3° Les divers traitements suivis pour cette maladie ;

4° Les maladies autres que la syphilis, dont le malade aurait pu être ou serait encore atteint ;

5° Le régime habituel du malade ; enfin, son genre d'occupation.

Ces renseignements étant suffisants dans presque tous les

cas, les conditions d'argent pourront être arrêtées, et le malade entrera dans la maison.

Là toutes les mesures sont prises pour que les malades restent inconnus les uns aux autres, et comme j'ignorerai moi-même et le nom et le domicile de mes malades, je serai dans l'obligation forcée de garder un secret dont mon état me fait un devoir impérieux.

Paiement après guérison.

Je désire qu'il soit bien entendu que la rétribution que j'exige n'est pas le prix du traitement, mais bien celui de la guérison.

Pour que cette condition ne soit pas prise pour une déception, voici comment je l'établis :

Le malade ou la personne servant d'intermédiaire, étant convenu avec moi du prix de la guérison (je ne le fixe pas ici, ce prix devant varier et suivant la gravité de la maladie et suivant la position de fortune des malades), fera chez un notaire de la ville le dépôt de la somme et m'en rapportera un reçu, conçu à peu près dans ces termes :

Je, soussigné, notaire à Toulouse, déclare avoir reçu de M. X... la somme de..... pour être remise à M. Grégoire, médecin, demeurant... pour prix de la guérison du malade, que le susdit a confié à ses soins. Cette remise ne devant être faite par moi qu'après complète guérison de la maladie pour laquelle il est en traitement, et sur l'ordre du susdit déposant.

N° 1.

Lettre-circulaire adressée à tous les médecins.

MONSIEUR ET CHER CONFRÈRE,

Après avoir parcouru la brochure que j'ai l'honneur de vous adresser, vous serez convaincu, je l'espère, que les résultats que j'annonce sont de beaucoup supérieurs à tout ce que vous pouvez vous promettre, soit comme effet thérapeutique, soit comme durée du traitement, soit enfin comme simplicité et innocuité de moyens.

Vous penserez, sans doute, qu'un tel traitement qui, tout en assurant la guérison, vous dispenserait d'avoir recours à des moyens ou très-douloureux pour vos malades, ou nuisibles à leur santé, serait pour vous et pour eux un grand bienfait.

Dans la supposition où la lecture de ma brochure laisserait dans votre esprit quelque doute sur l'exactitude de ce que j'avance, doute qui serait légitimé, du reste, par les résultats extraordinaires que je promets, j'ai l'honneur de vous offrir de soumettre mon traitement à toutes les épreuves que vous jugerez convenables, et s'il se trouve actuellement parmi vos malades quelque vénérien dont la gravité de l'affection ou son ancienneté rendent votre pronostic incertain, je vous prie de me l'adresser, le résultat dissipera certainement tous vos doutes.

Je m'engage à recevoir vos malades indigents pour mon simple déboursé, et à régler mes prix, pour les autres, sur leur position de fortune, telle que vous voudrez bien me l'indiquer.

Veuillez agréer, etc.

No 2.

Lettre adressée à Ph. Ricord, chirurgien de l'hôpital des vénériens de Paris.

MONSIEUR,

J'ai l'honneur de vous adresser une brochure qui a pour objet de faire connaître les résultats curatifs obtenus dans la maladie syphilitique, par un mode de traitement qui m'est particulier.

Pour établir la valeur de ce traitement, j'ai dû le comparer à ce qu'il y a de plus avancé en médecine dans ce genre de maladies. Votre grande réputation me dictait mon choix, j'ai pris votre *Traité pratique de la maladie vénérienne.*

La première partie de ma brochure est presque tout entière formée de citations prises dans votre livre. Vous serez convaincu, j'espère, en me lisant, que j'ai mis dans mes citations toute la bonne foi possible, tout en me servant de ce qui pouvait faire ressortir le mieux l'imperfection du traitement actuel. Si vous trouviez dans mes citations ou mes appréciations quelque erreur, je suis prêt à la corriger.

En m'adressant à vous, Monsieur, qui connaissez si bien toute la gravité de l'affection syphilitique, je n'ai pas à craindre de trouver cette indifférence, cette espèce de dédain qui plane sur tout ce qui a trait à cette maladie; je suis convaincu au contraire que vous saisirez, avec empressement, l'occasion de vous assurer vous-même de la valeur de mon traitement.

Ma position ne me permet pas d'aller à Paris; mais la distance ne sera pas, je l'espère, un obstacle insurmontable. Je vous demande de me confier le traitement d'un certain nombre de vos malades dont la guérison vous paraîtrait douteuse, ou le traitement devoir être le plus long. Parmi ceux de cette catégorie, vous en trouverez sans doute quelques-uns qui pourront supporter le voyage de Paris à Toulouse.

J'offre de traiter gratuitement et de payer les frais de voyage, aller et retour, pour deux s'ils sont indigents.

Si deux épreuves ne vous paraissaient pas suffisantes, vous pourrez m'adresser un plus grand nombre de vos malades que je traiterai pour mon simple déboursé, si leur position de fortune exige cette réduction.

J'adresse, par le même courrier, avec ma brochure, une lettre au président de l'Académie de Médecine ; dans cette lettre je demande à ce corps savant de soumettre mon traitement aux épreuves qu'il jugera convenables.

Si ma demande rencontrait dans ce corps cette indifférence dont vous vous plaignez dans votre ouvrage, j'espère que vous ferez tous vos efforts pour la vaincre ; je ne sollicite pas l'approbation de l'Académie, je demande qu'on juge mon traitement, même avec toute la sévérité possible.

Veuillez agréer, etc.

N° 3.

Lettre adressée à M. le président de l'Académie de Médecine.

MONSIEUR LE PRÉSIDENT,

J'ai l'honneur de vous adresser plusieurs exemplaires d'une brochure contenant l'exposé des résultats curatifs obtenus dans la maladie syphilitique, par un mode de traitement qui m'est particulier.

L'importance médicale de ce que j'annonce vous déterminera, je l'espère, à soumettre mon Mémoire au jugement de l'Académie.

Je ne me dissimule pas que les faits de guérison que je rapporte, obtenus sans l'emploi des moyens énergiques en usage aujourd'hui, pourront paraître à l'Académie des impossibilités. Or, en m'adressant au corps savant que vous présidez, mon seul objet est de le mettre à même de faire subir à mon traitement toutes les épreuves qu'il jugera nécessaires pour en établir la valeur.

J'ai l'intention de donner à ma découverte la plus grande publicité possible ; le contrôle de l'Académie, au point de vue de l'intérêt des malades, me paraît être d'une grande importance.

Pour moi, qui ai la confiance la plus absolue dans le résultat des épreuves, quelles qu'elles soient, je sollicite le contrôle le plus sévère possible.

Daignez agréer, etc.

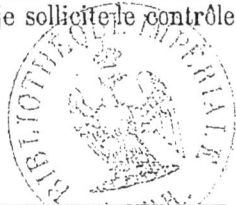

www.ingramcontent.com/pod-product-compliance
Lightning Source LLC
Chambersburg PA
CBHW070742210326
41520CB00016B/4550